OBSERVATIONS

DE PNEUMONIES

TRAITÉES

PAR LES BAINS FROIDS

PAR

Le Dʳ L. GIGNOUX

MÉDECIN DES HÔPITAUX DE LYON.

Mémoire lu à la Société des Sciences médicales de Lyon

LYON
ASSOCIATION TYPOGRAPHIQUE
F. PLAN, rue de la Barre, 12.

1883

OBSERVATIONS

DE PNEUMONIES

TRAITÉES

PAR LES BAINS FROIDS

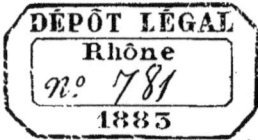

PAR

Le Dʳ L. GIGNOUX

MÉDECIN DES HÔPITAUX DE LYON.

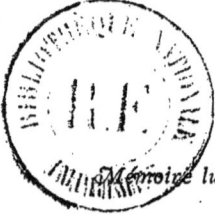

————— •◦►◄◦• —————

Mémoire lu à la Société des Sciences médicales de Lyon

•

LYON

ASSOCIATION TYPOGRAPHIQUE

F. PLAN, rue de la Barre, 12.

—

1883

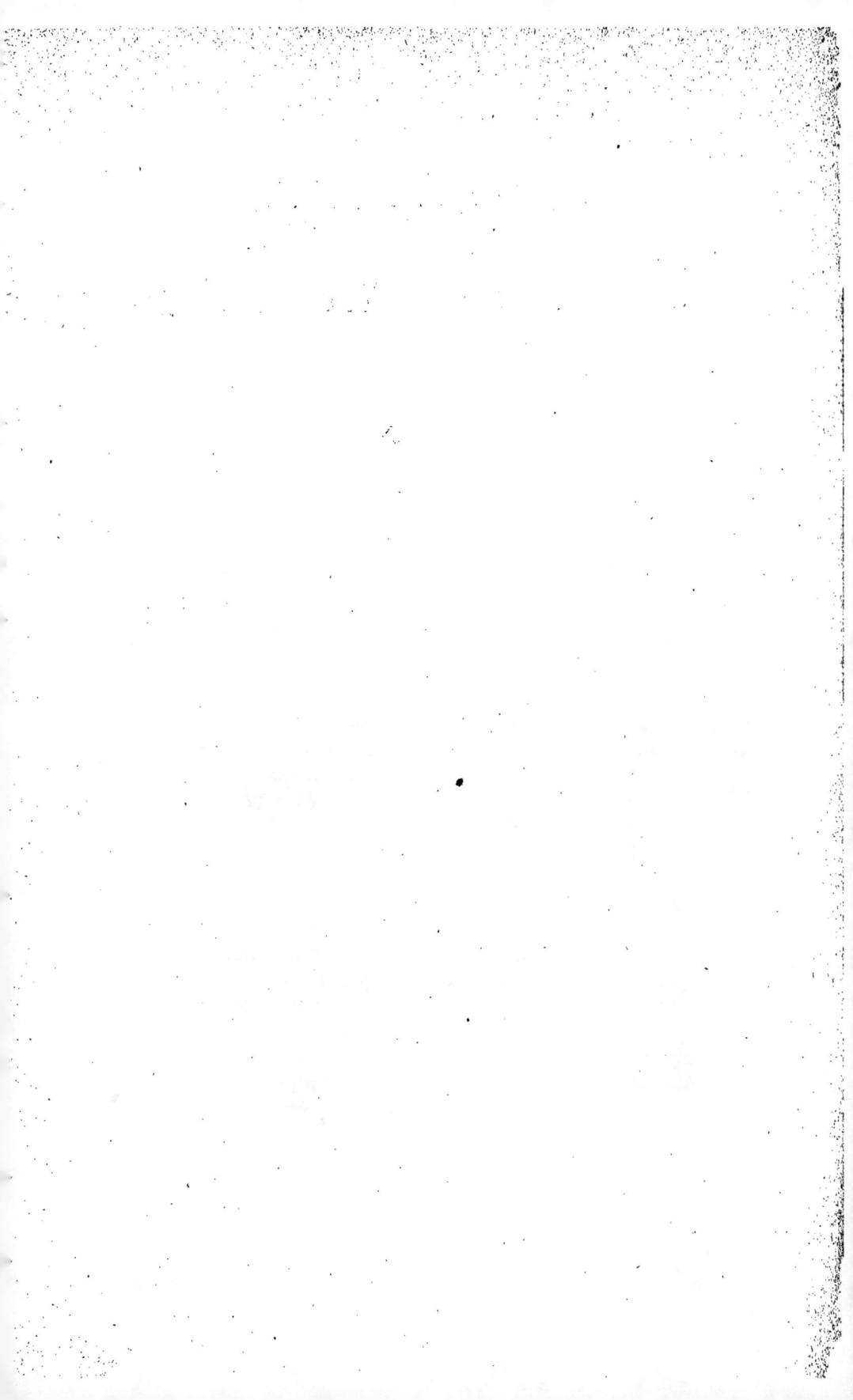

OBSERVATIONS

DE PNEUMONIES

TRAITÉES PAR LES BAINS FROIDS

————————»»»✕«««————————

De tout temps, les bains tièdes ont été employés contre les complications ataxiques de la pneumonie. Hippocrate les recommande dans son traité du régime dans les maladies aiguës.

Albers en Allemagne, Ojeda en Espagne, Gilchrist en Angleterre, Chomel en France, ont eu recours aux bains tièdes. Grisolle dit avoir bien souvent donné des bains tièdes à des malades atteints de pneumonie, et « si je n'ai pas toujours « obtenu les effets que j'espérais, presque jamais je n'ai eu « à me repentir de les avoir administrés. » (*Traité de la pneumonie*, page 679.)

En 1834, Campagnano communiqua à l'Académie médico-chirurgicale de Naples quelques histoires de pneumonies qu'il disait avoir traitées avec succès par les boissons glacées et les bains froids. Ils avaient eu, en outre, de larges saignées, des vésicatoires, de l'émétique à haute dose, de sorte qu'il est difficile de déterminer la part exacte de l'intervention dans les succès obtenus, et l'auteur affirme pourtant, dit Grisolle, avoir eu des malades agonisants, nonobstant l'emploi d'un traitement antiphlogistique des plus énergiques, être ranimés, et éprouver une amélioration progressive après leur immersion dans un bain froid et après l'administration d'eau glacée à l'intérieur. «... Ces faits, continue Grisolle, qui contrarient à un si haut degré nos idées, auraient dû être recueillis avec plus de rigueur pour mériter quelque confiance.... »

Ce n'est réellement que depuis une vingtaine d'années que le traitement de la pneumonie par le bain froid est entré dans la pratique en Allemagne. Et cela devait arriver. Là, en effet, une autre maladie infectieuse, la fièvre typhoïde, était devenue entre les mains de Brand et de ses disciples une maladie bénigne, grâce à ce traitement. En même temps, on tendait de plus en plus à faire de la pneumonie, non plus une inflammation du poumon, mais une véritable maladie infectieuse à localisation pulmonaire. De là à la traiter, au moins dans les cas graves, comme la fièvre typhoïde, il n'y avait qu'un pas.

Aussi, Nissen (d'Altona), Weber (de Kiel), en 1852; Jürgensen, Ziemssen, en 1862; Steffen, en 1865; Fismer en 1868; Liebermeister, Mayor (1869); Bauer (1872); Lewin en 1876; Samuel Jones en 1877; Gunsburg, Thomas en 1878, publièrent-ils sur ce sujet des travaux importants. Tous ces travaux ont été pour la plupart exposés par le professeur Lépine dans l'article du dictionnaire de Jaccoud, 1880.

Liebermeister est d'avis que le bain froid n'est contre-indiqué à aucun âge, même dans l'enfance.

Thomas préfère chez l'enfant, à cause des susceptibilités réflexes si développées à cet âge, le bain de Ziemssen graduellement refroidi, et ne veut pas qu'on descende chez eux au-dessous de 25°. Il ne laisse le malade que 5 minutes dans le bain. Le refroidissement immédiat n'est pas considérable, mais il y a un refroidissement consécutif demi-heure après le bain; d'ailleurs, il le renouvelle aussitôt qu'il est nécessaire. Pour lui, le bain froid est chez l'enfant le meilleur des antipyrétiques, mais il est loin de croire qu'il puisse convenir à tous les cas.

« J'ai fait, dit Niemeyer, dans le traitement de la pneumonie, une large application du froid (Niemeyer employait des compresses froides changées toutes les cinq minutes, sur la poitrine), et, m'appuyant sur un grand nombre de résultats

très-favorables, je suis en droit de recommander cette méthode. » (*Éléments de pathol. et de thérap.*, 1869.)

Jürgensen, dont l'ouvrage magistral est le plus important
qui ait été écrit sur ce sujet, a traité sa fille de 19 mois, atteinte
de pneumonie grave, avec température au-dessus de 41°, par des
bains répétés plusieurs fois par jour, de 10 minutes de durée,
à la température de 5 à 6 degrés centigrades, les bains de
16° n'ayant pas suffi à abaisser la température. Pas de collapsus, l'enfant a guéri. «... J'ai eu depuis, dit-il, plusieurs fois
l'occasion de traiter de même d'autres malades, je n'ai jamais
eu à le regretter....» L'effet du bain est favorable pourvu qu'on
fournisse au cœur le stimulant (alcool) dont il a besoin, avant
et après le bain, et ce stimulant doit être proportionné
à la durée du bain et à l'abaissement de la température de
l'eau.

Dans la dernière édition de son ouvrage, 1883, Jürgensen
revient sur les indications du bain froid. «... L'opportunité de
la réfrigération dans la pneumonie croupale dépend, dit-il, de
deux conditions. La première est absolue. Aussitôt que la
température dépasse 41°, se rapprochant de 42, le thermo-
mètre indique immédiatement la nécessité de la réfrigération. Ce sont là des cas rares pour lesquels j'exige les plus
énergiques soustractions de température, se succédant coup
sur coup. Il n'existe pas une contre-indication. Le collapsus
est possible, il est vrai ; il faut tâcher de le prévenir en sou-
tenant le cœur par l'alcool. Mais cette crainte du collapsus
ne doit pas empêcher le bain dans ces cas-là, la température
élevée pendant longtemps étant par elle seule un grand dan
ger de mort chez les pneumoniques... »

« La seconde indication est beaucoup moins facile à formu-
ler. Si un pneumonique, avec une température ne dépassant
pas 40°, se maintenant même entre 39 et 39,5, présente des
symptômes sérieux du côté du cerveau ou du cœur, et surtout une dépression profonde de l'état général, je tiens pour
indiqué de maintenir la température à un degré moins élevé
que cela ne semblerait nécessaire si l'état général était bon.
Je m'appuie sur ceci, c'est que l'élévation de la température

est toujours nuisible, même à un degré modéré, et s'ajoute à l'ensemble des éléments nocifs. »

« J'en conclus, poursuit Jürgensen, qu'il faut traiter même les cas légers de pneumonie par la soustraction de chaleur, ou par des antipyrétiques appropriés. C'est là une thérapeutique prophylactique qui songe à ménager le cœur. Le médecin peu expérimenté ne devrait jamais l'oublier. Celui qui a une plus grande pratique, surtout s'il tient compte des caractères particuliers que peut revêtir la maladie, pourra davantage s'émanciper des préceptes classiques. » Car, dit ailleurs Jürgensen, aucune maladie ne demande plus d'individualisation de la part du médecin que la pneumonie.

M. Lépine, dans le travail cité plus haut, dit que le bain froid dans la pneumonie n'a pas été employé chez nous d'une manière suffisante pour qu'il soit possible de l'apprécier. Mais, pour lui, la crainte d'augmenter la dyspnée et la cyanose lui ferait préférer les applications glacées sur le thorax. Du reste, il n'en parle pas par expérience personnelle.

Quoi qu'il en soit, ce traitement tend à devenir classique en Allemagne. Ainsi, le manuel de pathologie et de thérapeutique spéciales d'Eichorst, professeur à Göttingen (Leipsig, 1883), contient le passage suivant : « S'il y a une fièvre très-élevée, des symptômes asthéniques, s'il s'agit d'enfants, de vieillards, ou d'alcooliques, ou d'une pneumonie secondaire, il est question moins d'une lésion locale que d'une affection générale, et les plus grands dangers viennent du cœur, et plus encore que dans les autres maladies infectieuses, puisque le processus pneumonique élève le travail du cœur. L'indication urgente est donc de combattre la fièvre et maintenir la force du cœur, d'où antifébriles, quinine, acide salicylique, benzoates, etc. Si la fièvre résiste à ces antipyrétiques, on peut renforcer leur action par l'emploi de bains frais et froids. On y est autorisé si la température persiste au-dessus de 39°,5. On commence avec des bains de 20° R., on les abaisse peu à peu, on répète les bains aussi souvent que la température, relevée toutes les heures, dépasse 39°,5. L'influence favorable du bain dans la pneumonie fibrineuse a été solidement établie par Liebermeister, Mayer, Fismer, bien que l'hydrothérapie de la pneumonie soit moins entrée dans la pratique que celle de la fièvre typhoïde, peut-être à cause de la brièveté de la maladie et de l'efficacité souvent prompte des antipyrétiques seuls. Mais il faut retenir ceci : tout traitement antipyrétique entraîne le danger d'un rapide collapsus, si on ne le prévient par de grosses doses d'alcool. Ainsi l'on remplit la seconde indication de maintenir la force du cœur. »

Enfin, le dernier numéro de la Revue d'Hayem, 15 octobre 1883, contient le résumé d'un travail de Kisseleff sur le traitement de la pneumonie croupale. Kisseleff a traité 44 cas de pneumonie croupale, dont 23 par les bains froids et 21 sans bains. Toutes les conditions de régime et de traitement (2 grammes de quinine par jour et excitants) étaient identiques dans les deux groupes. Le bain était de 28° à 29° R. refroidi jusqu'à 12° à 16° R., et d'une durée de 10 à 15 minutes. Le traitement avait lieu d'habitude le soir, et était continué jusqu'à l'apparition de la crise. Effet favorable marqué sur les douleurs, les symptômes cérébraux et le sommeil. Quant à l'influence sur le cours de la maladie : 1° mortalité moindre, 4 avec les bains, 12 sans les bains, dans les cas de l'auteur ; 2° température, pouls et respiration donnent les mêmes tracés ; mais avec les bains, la fièvre, au lieu d'être toujours à une température élevée, s'abaisse chaque fois de 1°,5 à 3°, pendant 4 ou 5 heures, et en même temps le pouls et la respiration deviennent moins fréquents ; 3° la crise paraît survenir plus tôt ; 4° il y a autant de complications, mais elles évoluent plus favorablement ; 5° la convalescence est plus rapide.

On est donc plus qu'autorisé, sinon encore dans les pneumonies évoluant régulièrement ou à peu près, au moins dans les formes graves, ataxiques ou adynamiques avec hyperthermie, dans ces formes où la thérapeutique est si souvent impuissante, à recourir à la réfrigération. Et cela d'autant mieux qu'à Lyon, où depuis dix ans nous avons éprouvé la valeur de la méthode réfrigérante dans le traitement de la fièvre typhoïde, nous avons v 1 la pneumonie survenir moins fréquemment comme complication chez les typhiques traités par les bains froids ; et bien plus, que lorsque la pneumonie existait déjà, elle était rapidement amendée par le traitement réfrigérant, comme du reste tous les symptômes thoraciques en général.

Depuis trois ans , j'ai eu l'occasion d'observer 7 cas de pneumonie d'une extrême gravité, avec délire persistant ou coma. Je ne parle naturellement pas des autres pneumonies qui marchaient à peu près sans complication. Je laisse également de côté un malade apporté sans renseignements, qui a succombé le jour de son entrée, et chez lequel l'autopsie a révélé une pneumonie suppurée.

Des sept cas en question, deux n'ont pas été baignés pour une cause ou pour l'autre. Chez deux autres la pneumonie masquée par un état typhique ne s'est révélée dans les deux cas qu'après le second bain. Le traitement a été continué jusqu'à la crise, mais il avait été commencé avec la persuasion qu'on avait affaire à une fièvre typhoïde. Enfin, chez les trois autres, en raison du succès frappant des deux premiers cas, le diagnostic pneumonie avait été formulé avant l'application des bains froids. Voici ces observations :

Observation I. — Stern , 28 ans , employé d'agent de change, bonne santé antérieure, est apporté sur un brancard à l'Hôtel-Dieu, chambre n° 1, le 28 avril 1881, à quatre heures du soir. Son patron, M. Waldmann, qui l'accompagne, donne les renseignements suivants : Surmené depuis quelques mois, travaillant tout le jour et souvent une grande partie de la nuit, il est rentré chez lui le 23 au soir, un peu las. Le 24, il a gardé le lit, avec de la céphalalgie, de légers frissons , une prostration considérable. MM. Glénard et Albert, qui l'ont vu les deux jours suivants, pensant à la possibilité d'une fièvre typhoïde, conseillèrent son transport à l'hôpital, avec la recommandation, vu la gravité de son état, de faire appeler le chef de service ou l'interne de garde.

A son entrée, décubitus dorsal, facies typhique, cauche-

mars, insomnie, répond avec peine aux questions, prostration, hébétude. Langue rouge, sèche; gencives fuligineuses.
Céphalalgie frontale intense, ni toux, ni point de côté. Cons-
tipation, ballonnement de l'abdomen, gargouillement iléo-
cœcal, pas de taches rosées. Submatité douteuse à la base
droite en arrière, obscurité de la respiration aux deux bases,
pas de râles. Pouls 116, T. R. 40°,5. Il paraît que depuis
trois jours cette température n'a pas varié, se maintenant
toujours au-dessus de 40°. En somme, c'était l'appareil
symptomatique le plus complet d'une fièvre typhoïde très-
grave.

Il est immédiatement porté dans un bain à 20°. Le facies
s'anime, l'intelligence est plus vive, il répond et parle plus
facilement. Vers la fin du bain, 15 minutes, léger frisson.
Deux heures après, T. R. 40,3. Trois heures après, nouveau
bain. Rien de particulier, sauf un peu de toux vers la fin.
A la sortie du bain, point de côté intense du côté droit. Gêne
des mouvements respiratoires. Les mouvements sont dou-
loureux; il est porté avec peine dans son lit. Ausculté avec
soin, il présente à droite, en arrière, tout à fait à la base, du
souffle tubaire très-net, très-limité, occupant environ trois
travers de doigt. Rien en avant, rien du côté gauche. Demi-
heure après le bain, T. R. 39. A ce moment, M. R. Tripier
voulut bien s'adjoindre à moi et m'aider de ses conseils
jusqu'à la fin du traitement. Il constata les mêmes signes
stéthoscopiques. Injection de morphine *loco dolenti*. Compresses froides locales, renouvelées toutes les cinq minutes,
tout le temps du traitement. Le malade, du reste, les récla-
mait lui-même, en éprouvant un grand soulagement. L'amélioration de l'état général nous décide, M. Tripier et moi, à
faire continuer les bains.

Le 29. Pris six bains dans la journée. Ils produisent
un abaissement plus notable (voir le tracé). Langue humide.
Prend quelques cuillerées de potage après les bains. Urines
plus abondantes, passablement albumineuses. Sommeil
tranquille par intervalles. Tousse peu. Quelques crachats
rouillés. Mêmes signes stéthoscopiques. Céphalalgie très-

diminuée. Point de côté toujours assez intense. Injection de morphine.

Le 30. Prend 7 bains dans la journée. Température avant les bains entre 39°,5 et 40°. L'abaissement , plus marqué après chaque bain, atteint environ 1 degré. Rien de changé à l'auscultation. Urines albumineuses. Une selle normale après un lavement. Plus de météorisme ni de gargouillement. Mange un peu plus. Pouls à 100. Point de côté persiste. Une injection de morphine. On continue les compresses froides entre les bains.

1er mai. La température est à 38°,3 le matin, à 37°,9 le soir. Les bains ont été supprimés. On continue l'injection et les compresses à cause de la persistance du point de côté. Souffle toujours très–limité, moins intense, avec quelques râles. Crachats rouillés, très–rares. Urines claires et abondantes, faiblement albumineuses. Appétit augmenté.

2 mai. Temp. normale. Plus d'albumine. Une selle naturelle avec un lavement. Le malade commence à manger. Point de côté persiste, mais moins intense.

Sort huit jours après, ne toussant plus ; plus rien à l'auscultation ; toutes les fonctions normales. Revu souvent depuis, a toujours joui d'une bonne santé.

Obs. II. — Chatigny, artiste peintre, 46 ans. Rentré le 5 juillet 1881 d'une longue promenade au soleil, avec un sentiment de lassitude, de courbature, et de légers frissons. La nuit, agitation, cauchemars, délire au moment du réveil, se prolongeant quelques minutes.

Le 6, au matin, décubitus dorsal, facies typhique, paupières appesanties, céphalée intense, avec contraction des muscles frontaux. Répond péniblement aux questions, s'endort en parlant, et s'éveille bientôt après en disant des paroles incohérentes. Langue rouge et sèche, répugnance pour les liquides, boit seulement de temps à autre quelques gorgées de lait. Peau sèche, brûlante, au–dessus de 40° dans l'aisselle, refuse l'examen par le rectum. Pas de toux, pas de point de côté. Rien du côté de l'abdomen. Pouls petit, fré-

quent, à 118. Le professeur Crolas, venu un instant aupa-
ravant pour des questions extra-médicales, avait été frappé
de son facies, et avait pensé à une méningite ou une dothié-
nentérie. C'étaient, en effet, les deux hypothèses qui se pré-
sentaient naturellement à l'esprit.

A midi, bain froid de 20 minutes à 20°. Aspersions sur la
tête. Pas de frisson, aucun malaise dans le bain. Une fois au
lit, le soulagement est immense, l'intelligence nette. La céphalalgie à peu près disparue, le malade se croyait guéri.
A 5 heures du soir, les malaises reviennent, la peau rede-
vient brûlante, les idées confuses. Nouveau bain. Tousse un
peu dans le bain. A la fin du bain, le malade prend ce qu'il
appelle un crachement de sang. Il a, en effet, expectoré le
quart d'un crachoir de crachats rouges, foncés, visqueux et
adhérents. Pas de point de côté. A la base droite, seulement
en arrière, matité et souffle tubaire dans le quart inférieur
du poumon. Bien-être général après le bain. Prend du lait
avec plaisir.

Le 7. La fièvre est revenue au milieu de la nuit. Nouveau
bain. Toux et expectoration rare et facile. Crachats rouillés.
Deux nouveaux bains dans la journée, à 5 ou 6 heures d'in-
tervalle. Le malade ne délire plus et demande ses bains
quand la fièvre atteint son apogée.

Le 8. État général excellent. Le souffle persiste dans les
mêmes points. Pris trois bains dans les 24 heures. Si on voit
le malade une heure ou deux heures après ses bains, on di-
rait d'un homme bien portant.

Le 9. Quatre bains. Urines abondantes, souffle diminué,
quelques râles. Crachats rouillés, rares.

Le 10. Trois bains. Avant les bains, la fièvre est toujours
assez forte.

Le 11. Un bain à midi. A 2 heures, le malade se sentait
très-bien comme d'habitude, quand il prend tout à coup pour
la première fois un point de côté d'une violence inouïe, au
niveau de la lésion. Thorax complètement immobilisé. Angoisse extrême. Avec cela, la peau est fraîche, le pouls à 80,
la défervescence a été très-rapide. Crachats rares, un peu mu-

queux. Râles de retour plus nombreux. Une injection hypo-
dermique a calmé rapidement le point, qui n'a pas reparu.

Trois jours après son 16° et dernier bain, le malade était
levé et dessinait dans sa chambre.

Obs. III. — Jacques Dugas, 14 ans 1/2, maigre, très-grand,
a grandi beaucoup ces derniers temps. Pas d'antécédents
héréditaires. A souffert seulement de céphalées intenses,
tenaces, accompagnées de vomissements et de tic dans les
muscles des paupières et du front, résistant à tous les médi-
caments, et cédant à un changement d'air.

Le 5 juin 1883, s'est couché bien portant. A été réveillé
vers le milieu de la nuit par une céphalalgie violente; bientôt
après, le délire s'est établi et a duré toute la nuit.

Le 6, au main, le délire est continuel. Le malade répond
cependant quand on l'interroge à très-haute voix, accuse
une céphalalgie frontale intense, et des douleurs partant de
la région épigastrique pour s'irradier vers l'hypochondre
droit. En même temps, efforts continuels de toux et de vomissements qui exagèrent ces douleurs ; l'enfant porte constamment ses mains à la tête ou au creux épigastrique. Ces
efforts de vomissements amènent de la salive filante, et des
crachats rouges vifs, mousseux, non adhérents. Angoisse
extrême, rappelant celle de la pleurésie diaphragmatique.
Pouls petit, 134. T. R., 40,9. Rien à l'auscultation. Le soir,
l'état est exactement le même, persistance des efforts de toux
et de vomissements, la température ne s'est pas modifiée.

7 juin. Nous l'examinons très-attentivement avec M. Colrat,
l'état est devenu encore plus grave, le délire persistant, la
langue sèche, le facies typhique. Pouls très-petit, 140.
T. R., 40,9. Les efforts de toux et de vomissement persistent
aussi ; les matières rejetées sont constituées par de la salive
mélangée de sang rutilant, presque pur, non visqueux.
L'angoisse est toujours très-pénible. Ni l'un ni l'autre, nous
ne trouvons rien à l'auscultation, très-difficile, il est vrai, à
pratiquer parfaitement, l'enfant se trouvant mal dans la po-
sition assise. Le diagnostic paraît donc difficile à établir. Les

crachats et le point font cependant penser à la possibilité d'une pneumonie. On prescrit limonade gazeuse, potion de Rivière, champagne frappé, et l'état nous paraît d'une gravité telle, que, ne voyant d'autre espoir que dans une prompte réfrigération, nous prescrivons un bain froid toutes les trois heures, avec affusion plus froide avant, pendant et après le bain, et des compresses glacées sur la tête constamment renouvelées.

Le 1er bain est donné le jour même, et comme le sujet est jeune et maigre, la température du bain a été fixée à 24°, et sa durée à 10 minutes. L'enfant semble recouvrer un peu son intelligence dans le bain. Pas de frissons. Demi-heure après, la température est tombée à 39,9 ; le délire, la céphalalgie persistent. Trois heures après, T. R., 40°,1. Nouveau bain avec affusion qui abaisse à 38°,9.

8 juin. Pris cinq bains dans la journée. Température avant les bains, entre 40 et 41°, les bains ont été moins efficaces que la veille, et l'abaissement a atteint en moyenne un demi-degré seulement (voir le tracé). Les symptômes généraux, céphalalgie, délire, vomissements, persistent. Pouls 120, un peu meilleur. La toux est moins fréquente, la dyspnée a beaucoup diminué. Le malade a pris quelques gorgées de liquides, lait, bouillon, vin, après chaque bain, a presque toujours tout vomi. L'intelligence revient un peu mieux pendant le bain, l'enfant se plaint de plus en plus du froid, et surtout des affusions. Point de selles, malgré deux lavements froids. Ventre souple, non météorisé. Bref, si l'état ne paraît pas très-sensiblement amélioré, il ne s'est certainement pas aggravé. Même prescription.

9 juin. Pris sept bains dans la journée. Quoique donnés un peu plus froids, 23°, ils ont encore produit un abaissement insuffisant, 6 dixièmes environ. État général meilleur, céphalalgie moins vive, le délire persiste ; mais l'intelligence est plus nette pendant la première heure qui suit les bains. L'enfant a encore vomi, mais il a gardé quelques aliments liquides. Une selle normale après un lavement. Urines claires

et abondantes, légèrement albumineuses. Pouls, 120. Plus
de toux, ni d'oppression. Respiration normale.

10 juin. Les bains ont été donnés un peu plus froids, 22°.
De plus, à cause de la persistance des symptômes ataxiques,
un peu plus rapprochés, environ toutes les 2 heures. Pris
10 bains dans la journée. L'abaissement a été en moyenne
de 1° et demi. Après le troisième bain de cette journée, violent point de côté au-dessous et en arrière du mamelon droit.
Le malade étant plus fort, peut être soutenu assis sur son
lit sans menace de syncope ; l'auscultation révèle dans le
quart inférieur du poumon droit, en arrière et en dehors, du
souffle tubaire très-net. Pas de râles. Matité. Augmentation
des vibrations. Le point de côté est d'une violence extrême,
il occasionne de la dyspnée, de l'angoisse. Injection hypo-
dermique de morphine et atropine (formule Morat, Aubert),
compresses froides sur le côté. Soulagement immédiat. Le
point n'a pas reparu dans le cours de la maladie. Le soir,
respiration normale. Pouls 110, état général considérable-
ment amélioré, n'a vomi qu'une fois, ne délire presque plus,
si ce n'est un moment avant ses bains. Souffle persiste dans
les mêmes régions. Crachats rouillés très-nets, venant facile-
lement, sans quintes. En somme, amélioration notable.

11 juin. Bains un peu plus espacés. Pris six dans la journée. Amélioration progressive. Prend les potages, le lait
avec plaisir. Urines limpides, abondantes, sans albumine.
Pouls, 110. Respiration, 18. Pas de changement à l'auscultation. T. R. toujours assez élevée avant les bains, 40,5 environ. Abaissement régulier à chaque bain.

12 juin. Amélioration continue. Pris seulement trois bains
aujourd'hui. Le soir, T. R. au-dessous de 39. Suppression
des bains.

13 juin. Défervescence complète. Les crachats deviennent
muqueux. Râles de retour. Pouls tombe brusquement à 72.
T. R., 37,5.

14, 15, 16, 17 juin. T. R., 37,3 à 37, 5. Appétit vorace.
De temps à autre, un vomissement alimentaire. Plus de toux,

plus rien à l'auscultation. Pouls 72. Ne se réveille pas de toute la nuit.

Quelques jours après, retour de la céphalée, apyrétique, revenant par accès plus forts le matin, accompagnée de tic dans les régions frontale et orbitaire. N'a cessé qu'au bout de 15 jours par un déplacement dans une station élevée. Revu depuis, n'a présenté aucun accident. Est beaucoup plus gras et plus robuste qu'avant sa pneumonie.

OBS. IV. — J'ai ajouté cette observation dans laquelle on n'a pas, il est vrai, employé les bains froids, mais une méthode qui s'en rapproche le plus possible. Au mois de septembre 1882, j'avais à l'Hôtel-Dieu, salle Saint-Bruno, n° 22, un garçon de 15 ans, manœuvre maçon. Alité depuis trois jours, il avait eu un long frisson, un point au niveau du mamelon droit, et de la toux. A son entrée, le point de côté avait à peu près disparu, le malade toussait à peine, trois ou quatre crachats sanglants visqueux et adhérents. Dans toute l'étendue de la fosse sous-épineuse droite, et deux travers de doigt au-dessous, souffle tubaire. Rien au sommet, rien en avant. L'autre poumon est sain. T. R., 40,3. Pouls 128, ce qui n'a rien d'étonnant, vu l'âge du sujet. Prescription : demi-potion de Todd, 150 grammes de bordeaux, bouillon.

Le lendemain, l'état est assez satisfaisant. A un peu dormi. Peu toussé. T. R. non modifiée. Le point n'a pas reparu. Pas de céphalalgie. Même prescription.

Le jour suivant, 5e jour, délire toute la nuit ; le malade a été très-agité, descendant continuellement de son lit d'un côté ou de l'autre, prononçant constamment des paroles incohérentes. La veilleuse lui a appliqué la camisole de force. Le matin, le délire continue, l'agitation est un peu moindre que la nuit ; le malade cependant remue ses bras sans cesse, ne répond aux questions que par des mots dépourvus de sens, crache sur ses draps. Facies typhique, langue sèche, pouls petit, 140. T. R. s'est élevée d'un degré environ à 41°,1. Soubresauts des tendons. On enlève la camisole de force, et comme il n'y avait pas encore à ce moment de baignoires dans les salles, on le couvre de larges compresses froides, couvrant le thorax, les flancs, l'abdomen et les parties supérieures des cuisses, compresses qui doivent être trempées dans l'eau glacée et renouvelées toutes les cinq minutes. La tête est recouverte de compresses mouillées par dessus lesquelles on met une vessie de glace suspendue par un fil. Lavements froids toutes les deux heures. Vin, bouillon-froid, potion de Todd. Le traitement est très-bien exécuté, d'autant mieux que les sœurs infirmières croyaient traiter une fièvre typhoïde.

Le lendemain, 6e jour, l'état s'est rapidement amélioré, la nuit a été bonne, sans délire, le malade a même un peu dormi; on le réveillait pour les compresses et les lavements. Rien de modifié dans l'état pulmonaire. Pas d'oppression. Quelques crachats rouillés. Pouls 130. T. R. n'a pas été prise; elle eût donné des renseignements incertains avec cette réfrigéraiion continuelle, mais les compresses s'échauffent toujours très-vite.

Le 7e jour, l'amélioration continue, le malade est de plus en plus calme. Signes stéthoscopiques les mêmes. Tousse et crache très-peu. Même traitement.

Le 8e jour, la peau paraît fraîche, les compresses ne s'échauffent plus. On les enlève, et une heure après, à la fin de la visite, T. R. est à 37°,2. La défervescence avait eu lieu dans le courant de la nuit. Pas de convalescence.

Obs. V. — Pierre B..., verrier, 17 ans, mère morte phthisique il y a quatre mois. Tousse depuis un mois et garde la chambre. Depuis cinq jours, frisson violent, céphalalgie. Point de côté à gauche sur lequel son père a mis un vésicatoire. Toux et crachats sanglants. A gardé le lit depuis ce temps-là. Entre à l'Hôtel-Dieu le 20 octobre 1883, salle Saint-Augustin, n° 15. A ce moment, la fièvre est modérée. On constate dans toute l'étendue du poumon gauche, en arrière, de la matité, du souffle tubaire, de l'augmentation des vibrations. Rien à droite que quelques râles humides disséminés.

Le 21, au matin, le malade est dans le coma. Il ne sent aucun excitant; des sinapismes appliqués depuis une heure n'ont pas été perçus. Résolution des membres, ne répond rien aux questions. Aspect franchement typhique. Si l'on ouvre sa bouche, on trouve sa langue rôtie, lisse au milieu, râpeuse sur les bords, gencives et lèvres couvertes de fuliginosités noires et épaisses, ne tousse plus, ne peut boire. Pouls très-mou, dicrote, 120. T. R. 40°,9. Respiration à peu près régulière. Abdomen météorisé. Ni taches ni gargouillement. L'état semble d'une gravité extrême ; le malade paraît devoir entrer · prochainement dans la période agonique. A l'auscultation , souffle tubaire dans toute l'étendue du poumon gauche en arrière. A droite, matité et souffle dans le tiers inférieur. Rien en avant.

On donne immédiatement un bain de 22° et de 15 minutes. Il est très-bien supporté, il ne perçoit pas le froid du bain, mais les affusions plus froides le réveillent et le font geindre. Il commence à tousser à la fin du bain et expectore des crachats rouillés.

22 octobre. Pris huit bains depuis hier. État général transformé. Lucidité complète. Langue fraîche et rose. Après chaque bain a absorbé un potage avec plaisir. A gauche, le souffle est moins intense, mêlé de râles. A droite, pas de modification. Une selle normale après un lavement froid. Respiration naturelle, pouls 140.

23. Bains continués toutes les trois heures. T. R. toujours élevée avant les bains (voir le tracé) s'abaisse environ d'un degré. État général excellent. Respiration normale, pouls toujours fréquent, un peu petit, 134. A gauche, souffle remplacé par de nombreux râles de retour; mais à droite , le souffle s'est propagé à toute l'étendue du poumon en arrière. Crachats rouillés abondants, mélangés de quelques crachats muqueux venant probablement du poumon gauche.

24. Plus rien à gauche que de nombreux râles. A droite, souffle persiste très-intense. Pouls 128. Dans le bain il baisse ordinairement à 100. État général excellent, mange avec plaisir. Urines très-abondantes, légèrement albumineuses.

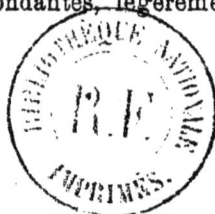

Prend toujours des bains toutes les trois heures, la température remontant toujours assez haut quelque temps après le bain.

25. N'a pas pris de bains depuis douze heures, à cause d'une douleur vague dans l'abdomen qui effraya l'infirmier. A dix heures du matin, T. R. à 40°,1. Pouls toujours rapide, 130 ; la respiration est normale, et l'on note spécialement que le diaphragme remplit parfaitement ses fonctions. L'auscultation à droite comme à gauche fait constater la disparition du souffle, la présence de nombreux râles de retour. Presque pas de matité. L'indication à remplir était donc d'abaisser la température, mais il fallait tenir compte de la proximité probable de la défervescence que faisait espérer la date de la maladie (9° jour) et l'amélioration des symptômes thoraciques. Une autre indication aussi pressante résultait de l'état du pouls, qui nous faisait craindre un défaut d'action du cœur. On insista sur la méthode excitante tout en faisant une réfrigération suffisante, et l'on donna le demi-bain à 28°, durant dix minutes, avec trois larges affusions froides à 12° sur la tête et le tronc. Le bain fut très-bien supporté, il ne se plaignait plus de ses douleurs abdominales, disant qu'il en prendrait comme cela tant qu'on voudrait. Le pouls arriva à 100. Une fois dans son lit, M. R. Tripier l'examina avec beaucoup d'attention, partagea notre manière de voir sur l'ensemble du traitement, et nous crûmes tous que la défervescence était proche. Il ne manquait pour un bon pronostic qu'un pouls plus fort et un peu moins rapide. Ce caractère du pouls, qui remonta rapidement à 130 après le bain, fut la seule circonstance qui diminua notre étonnement, lorsque nous apprîmes que vers trois heures le malade devint plus affaissé, se plaignit de nouveau de ses douleurs abdominales, que vers cinq heures les premiers signes d'asphyxie s'étaient manifestés, et que vers neuf heures il était mort. Aucune intervention thérapeutique n'a eu lieu après le bain du matin. Il était si bien à ce moment que pour la première fois je ne vins pas le voir dans la journée.

L'autopsie montra le poumon gauche en résolution presque complète, sauf çà et là, à la base, quelques points en hépatisation rouge. A droite, une grande partie de la base est en pleine hépatisation rouge ; à la partie inférieure, quelques noyaux d'hépatisation grise manifeste. Sérosité sanguinolente dans les deux plèvres et le péricarde. Adhérences pleurales, surtout à droite, avec le diaphragme dont toute la surface pleurale est couverte d'exsudats fibrineux de nouvelle formation. Rien du côté de l'abdomen ni de l'intestin. Le cœur est sain, la fibre musculaire est décolorée.

Telles sont les cinq observations où la réfrigération a été employée. Je résumerai brièvement les deux cas où l'indication a été posée sans avoir pu être remplie. François P..., voiturier, salle Saint-Bruno, n° 29, mai 1880, apporté sans aucun renseignement. Agitation continuelle. Délire bruyant, presque furieux, nécessite la camisole de force. Langue sèche, gencives fuligineuses, ne peut répondre à aucune question, ses draps sont couverts de crachats sanguinolents, soubresauts des tendons. Pouls petit, 128. T. R. 40,6. Souffle tubaire dans la partie moyenne du poumon droit en arrière. Rien au sommet ni à la base. Potion de Todd, lavement quinquina et musc, bordeaux, eau vineuse.

Le lendemain, le délire a été aussi bruyant toute la nuit, la température n'a pas varié, mais la faiblesse du pouls a augmenté. Soubresauts des tendons, sécheresse de la langue. Je le montre à deux de mes collègues, leur proposant le bain froid, dont je n'avais, du reste, aucune expérience personnelle à ce moment. Ma proposition ne fut pas goûtée. Tous deux faisaient valoir, et non sans raison, qu'en l'absence de tout renseignement, on pouvait d'un moment à l'autre espérer la défervescence. On continua le même traitement.

L'état alla encore en s'aggravant le lendemain, l'expectoration s'était à peu près arrêtée, l'aspect général devenait tout à fait celui d'un typhique. Rien de changé aux signes stéthoscopiques. Il succomba dans la journée suivante, le 5e jour après son entrée. L'autopsie révéla une pneumonie lobaire au second degré, occupant la partie moyenne du poumon droit, comprenant environ le tiers de l'organe. Rien à l'intestin grêle.

Le second fait est à peu près analogue, avec cette différence qu'il a été suivi dès le début. C'était un cocher, place Belle-cour, 34, que nous avons traité conjointement avec M. Colrat au mois de mai 1882. 29 ans, bien portant; ses camarades disent qu'il ne boit pas de liqueurs, seulement de temps à autre un verre de vin. Un soir, après avoir pansé ses che-vaux et être resté longtemps à l'écurie, il ressent un violent frisson et mal à la tête. Le lendemain, point de côté, crachats sanguinolents. L'auscultation révélait, le soir, du souffle dans la fosse sous-épineuse gauche, occupant à peine toute l'étendue de cette fosse, la respiration est normale à la partie inférieure. Pouls 110. T. R. 40,1. Point de côté. Potion au rhum, eau vineuse, bouillon, vésicatoire sur le point. Le len-demain et le surlendemain, l'état est le même, pas d'aggra-vation, le point de côté a disparu, les crachats rouillés sont peu abondants, facilement expectorés; pas d'oppression, pro-nostic bénin.

Le 5e jour, sans que rien puisse expliquer ces accidents, le malade est pris d'un délire violent. L'état local n'a pas changé, pas d'oppression, la lésion est toujours très-circons-crite. Le pouls est à 130, très-petit. T. R. s'est élevée à 41°. Nous proposons, M. Colrat et moi, l'emploi du bain froid. Ses maîtres n'y font naturellement aucune opposition. Mal-heureusement son père et sa mère, arrivés de la campagne, s'y refusent absolument. On ajoute au traitement une forte dose de vin, une potion à l'extrait de quina, et des lavements de valériane, quinquina et musc.

L'état alla toujours en s'aggravant, les symptômes typhi-ques augmentèrent de jour en jour, carphologie, soubresauts des tendons, délire assez tranquille, T. R. resta immobile à 41°. Il succomba le 8e jour, comme succombent les fièvres typhoïdes, de la continuité de son hyperthermie. La lésion pulmonaire ne s'était pas étendue. Rien dans l'auscultation ni dans la nature des crachats n'indiquait que sa pneumonie ait marché à la suppuration.

La première conclusion qu'on peut tirer du rapprochement de ces faits, c'est qu'on n'a pas à regretter d'être intervenu par la réfrigération. Il n'y a pas de raison pour que ces sept cas, se présentant avec le même appareil symptomatique et avec un pronostic très-grave, ne soient pas tous morts. Dans les deux cas non refroidis, on voit le tableau rester aussi sombre jusqu'à la fin ; dans les autres, l'aspect change presque aussitôt que la réfrigération est employée, et le pronostic devient de suite favorable, même dans le cas qui devait se terminer par la mort.

Dans les quatre cas guéris, la guérison est arrivée progressivement, sans accroc, pour ainsi dire, et la convalescence a été nulle. Les choses se passaient à peu près de même que dans la dothiénenterie. Le bain donné au même degré et de la même durée produisait les mêmes phénomènes, le même réveil subit et durable de l'intelligence, le même frisson, le même abaissement. Au bout de 24 ou 48 heures, la langue se dépouillait, l'appétit, le sommeil revenaient, les urines devenaient claires et abondantes. Comme dans la fièvre typhoïde, enfin, la maladie suivait son cours, n'étant ni abrégée ni augmentée, et la défervescence était identique par sa forme et la date de son apparition à celle de la pneumonie ordinaire (Niemeyer et Kisseleff sont d'ailleurs les seuls à admettre que la crise arrive plus tôt chez les malades traités par les bains).

Maintenant, comment expliquer que chez ce malade de l'observation V, chez lequel le pronostic a été pendant trois jours si favorable, et qui pourtant était à l'agonie à son arrivée, le traitement n'ait pas été suivi de succès comme pour les quatre autres ? Faut-il faire intervenir l'état général antérieur, l'époque déjà avancée de la maladie (6e jour), c'est-à-dire à un moment où le traitement ne peut plus être prophylactique ? Faut-il faire intervenir ce fait qu'il avait une pneumonie double (1) ? ou bien faut-il chercher si le

(1) On sait en effet que la mortalité est en raison de l'extension des lésions pulmonaires, et que la pneumonie double est beaucoup plus grave que la simple. Fismer donne la statistique suivante :

traitement a été défectueux ? Je noterai d'abord, point important, que c'était à l'hôpital, où la surveillance laisse toujours
forcément un peu à désirer. Le malade se plaignait constamment de n'avoir pas assez à boire ; je pensais avoir assez fait
en prescrivant un litre de thé au rhum, demi-litre de lait, et
250 grammes de bordeaux, outre les potages après chaque
bain. J'avais aussi recommandé de boire très-fréquemment
de l'eau fraîche , prescription qui n'a jamais été très-
bien remplie, puisque sa langue était souvent sèche. Je n'ai
donc pas insisté assez sur un complément indispensable de
la réfrigération dans un cas aussi désespéré, c'est-à-dire sur
le *régime* et sur les *excitants*. Les auteurs allemands sont
unanimes pour donner à ces deux points une importance ca-
pitale dans le traitement, et ces préceptes, peut-être encore
plus indiqués chez ce malade que chez les autres, sont loin
d'avoir été suivis, comme on le verra tout à l'heure. Il est
infiniment probable que ce malade, comme la plupart des
pneumoniques, est mort par le cœur, et que si nous avions
aussi bien soutenu son cœur par les excitants que nous
l'avons soutenu par les bains en abaissant sa température,
nous ne l'aurions pas perdu.

Ce qui justifie cette appréciation, c'est l'étude de la pratique des auteurs qui ont traité le plus de pneumonies par les
bains froids : Liebermeister et Fismer, 230 ; Jürgensen, 567.
Revenons donc sur ce point. — Déjà Niemeyer et Ziemssen
avaient montré l'efficacité des compresses froides ; Brand et
après lui, Jürgensen et Liebermeister avaient prouvé que

Sur 230 cas non traités par les bains froids (1858 à 1866) il y eut
60 morts (26,1 °/₀), et parmi eux 28 pneumonies doubles avec 17 morts
(60,7 °/₀).

Sur 230 cas depuis l'introduction des bains (1867-1871) il y eut 38 morts
(16,5 °/₀), et parmi eux 26 pneumonies doubles avec 10 morts (38,5 °/₀).

Avec le traitement réfrigérant :

Mortalité de 16,5 °/₀ au lieu de 26,1 °/₀ pour la pneumonie en général.

Mortalité de 38,5 °/° au lieu de 60,7 °/₀ pour la pneumonie double.

Sur les 230 cas de la période des bains (1867-1871) il y eut 152 baignés, et 78 non baignés (ceux chez lesquels la T. A. n'atteignait pas 39°
ou ne les dépassa qu'une fois ; aucun d'ailleurs ne mourut).

le bain froid améliore la pneumonie dans la fièvre typhoïde ; enfin, en 1867, Liebermeister et Fismer, éclairés par des cas de pneumonie pris au début pour une typhoïde et traités par le froid, montrent que la pneumonie croupale elle-même peut être avantageusement traitée par les bains froids.

A l'indication des antipyrétiques nettement formulée et heureusement réalisée par l'application des bains froids, Jürgensen, en 1874, joignit celle des excitants. Au bain froid de Brand et de Liebermeister il associa l'alcool de Todd, en montrant que les pneumonies meurent par insuffisance du cœur, qu'il faut la prévenir ou tout au moins la combattre. « Les excitants, dit-il, ne sont pas seulement le coup de fouet, ils sont l'avoine pour le cœur. » Ailleurs il a écrit : « N'oubliez jamais que l'ennemi le plus dangereux du cœur est la température élevée, et celle-ci sera sûrement et rapidement abaissée par le bain. »

La pratique de Fismer et Liebermeister qui, sur une série de 230 pneumonies croupales, ont dû employer, dans 152 cas, les bains froids, et ont donné ainsi plus de 2,000 bains (en moyenne, 14 bains par malade), est la suivante :

Bain de 20° et de 10 minutes toutes les fois que la T. A. (1), relevée toutes les 2 heures, jour et nuit, atteint ou dépasse 39° (ce qui arriva chez 152 malades sur 230, soit dans 66,1 °/₀ des cas). Concurremment et suivant les cas, parce que, disent-ils, « les malades arrivent trop tard à l'hôpital, et qu'on doit alors lutter contre leur température par tous les moyens dont on peut disposer, » ils donnent la quinine, 2 grammes à 2 gr. 50, pris en une demi-heure le soir, toutes les 48 heures ; la digitale, un gramme en 20 pilules, une pilule par heure ; ou la vératrine, 5 pilules de 0;005. Si le malade est âgé, dé-

---

(1) Tandis que partout ailleurs on préfère la T. R., dit Fismer, nous ne pouvions l'employer. Dans nos salles d'hommes, le service est fait presque exclusivement par des femmes instruites et bien élevées (diaconesses); beaucoup de malades se seraient opposés à une pareille exploration, d'autant plus que notre hôpital est un hôpital payant contenant très-peu de lits gratuits (klinische patienten).

primé, ou bien si le bain augmente la dyspnée, ils préfèrent encore le bain de 20°, mais réduit à 5 ou 7 minutes, au bain graduellement refroidi de Ziemssen.

Jürgensen, qui a traité 567 pneumonies par la réfrigération (1), donne les conseils suivants (1883) :

Bains de 7 à 25 minutes de durée (suivant l'effet produit par le bain, c'est-à-dire suivant la taille ou l'adiposité de l'individu, l'intensité de la fièvre, la température de l'eau, etc.), toutes les fois que la T. R. atteint 40°, s'il s'agit d'un pneumonique robuste, sans complication.

Chez les sujets âgés, faibles ou obèses, dans le cas où la T. R. oscille entre 38°,5 et 39°,5, n'atteint que rarement 40°, bains tièdes de 25° à 28°, et de 20 à 30 minutes, entre 4 h. et 7 h. du matin, et, suivant les cas, à d'autres heures de la journée et, en même temps, quinine.

Au contraire, dans les cas à T. R. élevée, résistant au froid, bains très-froids et répétés, s'il le faut, toutes les deux heures. Dans ce cas, à moins qu'il y ait prostration ou symptômes cérébraux trop accentués, la quinine complète l'action du bain. On l'administre suivant la méthode de Liebermeister (2).

Chez tous, vin et excitants : un demi-litre à un litre de

---

(1) J. compte dans sa statistique tous les cas où la pneumonie croupale a été relevée à l'autopsie, c'est-à-dire même les pneumonies ultimes des cancéreux et des cardiaques. Sur 567 cas, il a eu 72 morts, soit 12,7 °/o. Ces chiffres se décomposent ainsi : De 0 à 20 ans, 366 cas, 3 morts, soit 0,8 °/o ; de 20 à 40 ans, 54 cas, 10 morts, soit 18,5 °/o ; de 40 à 80 ans, 147 cas, 59 morts, soit 40,1 °/o.

(2) « Dose normale pour la pneumonie chez un adulte :

Sulfate de quinine .... 2 grammes.
Acide chlorhydrique............ q. s.
Eau distillée .... 10 grammes.

A prendre en une fois, le soir, entre 6 et 8 heures. »

« Chez les enfants, je donne jusqu'à cinq ans 10 à 20 centigrammes par « chaque année d'âge, et plus tard suivant les cas 0,50 à 1 gramme. On « peut sans inconvénient dépasser ces doses normales. Dans les états « fébriles intenses, on doit donner 5 grammes de quinine à un adulte « robuste, 1 gramme à un enfant au-dessous d'un an ; toujours en une « seule dose. Je l'ai pratiqué maintes fois ; c'est avec le temps que j'ai « peu à peu augmenté mes observations, jamais je n'ai vu d'accidents,

léger bordeaux rouge chez les enfants, le double chez l'adulte. Comme nourriture : jusqu'à plusieurs litres de lait par jour, « j'y ajoute habituellement 50 à 100 grammes de cognac par litre, pour rendre la boisson plus agréable au goût, et faciliter la digestion par une fine précipitation de la caséine... Mais il ne faut pas non plus exclure la viande de bœuf crue, râpée, les soupes de farines, ou même des mets plus compliqués, pourvu qu'ils soient préparés rationnellement, par petites portions, trois ou quatre fois par jour, une heure après les bains, si le malade les prend volontiers..... Dans quelques cas graves, une à deux cuillerées de bouillon concentré, avec un à deux œufs par jour. »

Contre le point de côté : jamais de vésicatoires, injection de morphine, 1 centigramme à 1 centigr. 1/2, compresses froides de Niemeyer. Contre l'insomnie, si par hasard la réfrigération ne suffit pas, et elle suffit toujours chez l'enfant, le chloral jusqu'à 5 ou 8 grammes, précédé ou suivi de l'ingestion d'une solution faible d'acide chlrohydrique.

Dans les cas où l'on n'a pu prévenir l'insuffisance du cœur, il faut la combattre en se guidant sur l'état du pouls.

S'il y a un léger degré de faiblesse du cœur, 150 grammes d'un vin généreux, porto, madère, sherry.

Si l'état de faiblesse persiste, toutes les heures une cuille-

---

« et mon opinion est que ces limites pour la quinine sont encore loin
« d'être les dernières. Je sais que beaucoup réfléchiront devant de si
« hautes doses. L'expérience est mon maître. Contre les faits, il n'y a
« que les insensés qui se révoltent. Celui qui se pose pour tâche de ren-
« dre la santé aux malades ne se guide pas au lit du malade sur la tradi-
« tion, mais il sait ce qu'il veut et n'hésite pas un instant à conformer
« sa conduite à son but. Je fais seulement une réserve. Il ne s'agit pas
« de donner d'emblée 5 gr. de quinine à tout pneumonique qui a eu par
« hasard 41°, et chez lequel la température s'est vite relevée après une
« réfrigération insuffisante, mais c'est permis si les bains froids et ré-
« pétés n'ont réussi que pour peu de temps à dompter la chaleur, et que
« de petites doses de quinine aient refusé leur action. C'est le cœur qui
« règle la conduite du médecin; celui qui examine soigneusement le
« pouls marche sûrement, celui qui ne le fait pas s'égare facilement. »
(Jürgensen, 1882.)

rée d'émulsion de camphre (3 grammes pour 200 grammes d'eau), alternée avec une cuillerée de vin généreux.

Le brusque collapsus sera combattu par le musc, 0,30 à 0,50 centigr. en une seule dose, dans une ou plusieurs cuillerées de champagne. Le musc et le champagne ont une action rapide, celle du camphre est plus lente, mais sa durée d'action plus prolongée.

On peut aussi substituer au musc et au champagne le grog bouillant, une ou deux p. de cognac ou de rhum pour une p. d'eau, de fort café ou de thé : une ou plusieurs cuillerées toutes les 10 minutes.

Si le camphre n'est pas gardé par l'estomac ou par le rectum en lavement, on peut le donner en injections hypodermiques (1 gr. de camphre pour 9 gr. d'huile d'olive) répétées jusqu'à succès (1).

Comme on le voit, ce sont les mêmes principes qui guident la pratique de Brand, telle que l'ont formulée Brand (2) et Frantz Glénard (3) qui a vu traiter par Brand, à Stettin, en 1870, 29 pneumonies par les bains froids.

En somme, si dans la fièvre typhoïde l'expérience a prouvé qu'on pouvait résumer le traitement dans une formule applicable à la généralité des cas, il n'en est pas de même pour la pneumonie, où la réfrigération intervient comme médication plutôt symptomatique que systématique. La pneumonie est une maladie courte, et en raison de cela on a toujours le temps de combattre les complications, parmi lesquelles se trouve l'hyperthermie.

Maintenant, à quel degré l'élévation de la température, en l'absence de toute complication, doit-elle, à elle seule, nécessiter le bain ? La question est difficile. Avec une tempé-

---

(1) L'auteur ne parle pas des injections d'éther, qui pourtant rendent de si grands services.

(2) Brand, *Die Kaltwasser behandlung der typhosen fieber*, 2° édit. Tubingen, 1877.

(3) F. Glénard, *Le traitement de la fièvre typhoïde à Lyon, en 1883.* (Paris, 1883, *Gazette hebdomadaire.*)

rature qui n'atteint pas 40° et un état général bon, on hési-
tera peut-être. La maladie est courte, on espère d'un jour à
l'autre voir survenir la crise, qui arrivera au plus tard le
neuvième jour. Si la température se tient aux environs de
41°, même sans complications, quelle conduite tenir ? Là, pas
d'hésitation possible, il faut recourir de suite à la réfrigéra-
ration, avec la conviction que le bain, d'une complète inno-
cuité d'ailleurs, préviendra des complications qui ont de
grandes chances d'apparaître.

Un autre point me semble aussi définitivement établi, c'est
celui-ci : toutes les fois qu'une pneumonie, quelle que soit
la température, présentera des symptômes typhiques (ataxie
ou adynamie, délire continu, coma, faiblesse du pouls, etc.),
que ces symptômes apparaissent au début ou dans le cours
de la maladie, le bain froid est impérieusement indiqué, concurremment avec le traitement diététique et stimulant sur
lequel j'ai tant insisté plus haut. Quant au degré et à la
durée du bain, on a déjà vu combien ils peuvent varier suivant les cas. Jürgensen a été obligé chez son enfant d'abaisser
le degré du bain jusqu'à 6° centigr., et souvent, surtout
chez les vieillards, il emploie des bains de 28°. De même pour
leur fréquence; dans notre deuxième observation, il suffisait
de 2 à 3 bains par jour, et, dans l'observation III, il a fallu
en donner toutes les deux heures. Bref, il n'y a pas de
maladie qui demande plus d'individualisation de la part du
médecin que la pneumonie.

Cette note était rédigée lorsque j'ai trouvé, dans un des
derniers numéros du *Brit. Med. Journal*, une observation
de William Day, relative à la guérison d'une pneumonie
typhique par les bains froids. Cette observation, par l'âge
du sujet, 13 ans et demi, la forme de la maladie, la gravité
des symptômes, les tracés de la température, le degré des
bains administrés et leur influence sur la chaleur et l'ataxie,
est presque en tous points identique à notre troisième observation. C'est la première fois que le médecin du *Samaritan
Hospital* emploie ce traitement. Il n'en est même pas fait

mention dans son Manuel des maladies des enfants. C'est
même la première fois, à notre connaissance, que le traitement est employé en Angleterre. M. W. Day croyait avoir
affaire, au début, à une fièvre typhoïde. Mais il est bien dé-
cidé à y recourir de nouveau dans la pneumonie, et préfère
le bain, dont il a vu les effets merveilleux dans le cas qu'il
a observé, aux draps mouillés recommandés par Austin Flint.
Le professeur de New-York a en effet publié l'an dernier
quatre observations de pneumonies traitées avec succès par
le drap mouillé.

Ouvrages consultés.

CAMPAGNANO. Osservatore medico. Naples, 1837.

WEBER. Beitræge zur anatomie der Neugebornen. Kiel, 1852.

ZIEMSSEN. Pleuritis and pneumonie in Kindesalter. Berlin, 1862.

STEFFEN. Klinik der Kinderkrankheiten. Berlin, 1865.

MAJOR. Uber die Behandlung der acuten croupœsen pneumonie mit külhen Bædern. Basel, 1870.

FISMER. Die resultate der Kaltwasserbehandlung bei der acuten croupœsen pneumonie, in Deutches archiv. für Klin. med. Leipsig, 1873.

BAUER. Behandlung fieberhafter Krankheiten speciell der pneumonie durch Kalte Bæder und Wein, in Med. Corresp. Blatt, 1872, u° 17.

JÜRGENSEN. Grandsæltze für die behandlung der croupœsen pneumonie. Leipsig, 1872. Croupœse Pneumonie, in Handbuch d. spec. path. und therap. — Croupœse Pneumonie. Tübingen, 1883.

SAMUEL JONES. American Journal of medical science, 1877.

GUNSBURG. Hydriatische Behandlung Wien. Med. Presse, 1878.

EICHORST. Handbuch der spec. Path., und Ther. Wien, 1883.

KISSELEFF. Du traitement de la pneumonie croupeuse. Wratch, 1883.

AUSTIN FLINT. Practitioner, 1882, p. 72.

WILLIAM DAY. On a case of croupous pneumonia in a child successfully treated by the cold bath. (British medical Journal, 13 octobre 1883.)

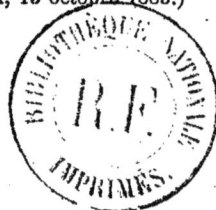

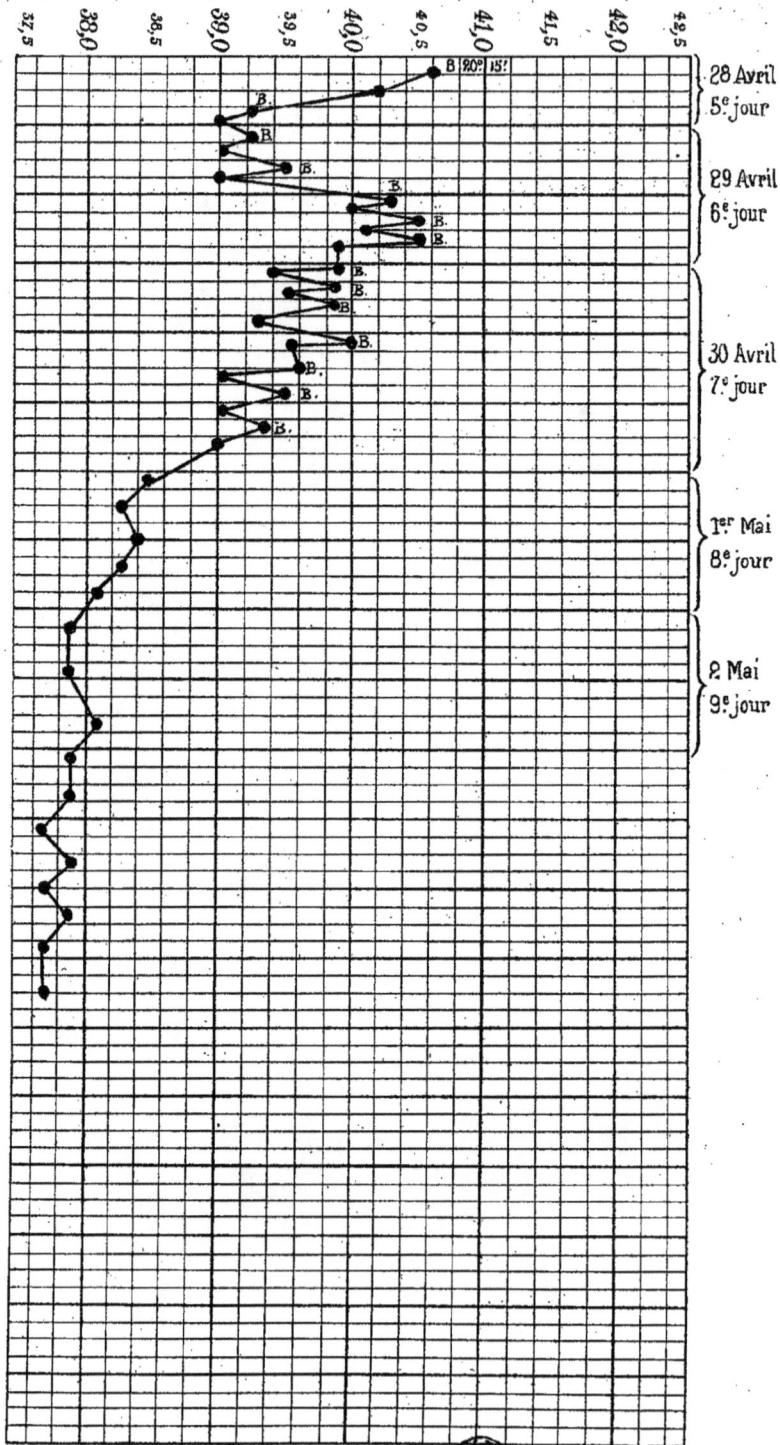

Observation 1

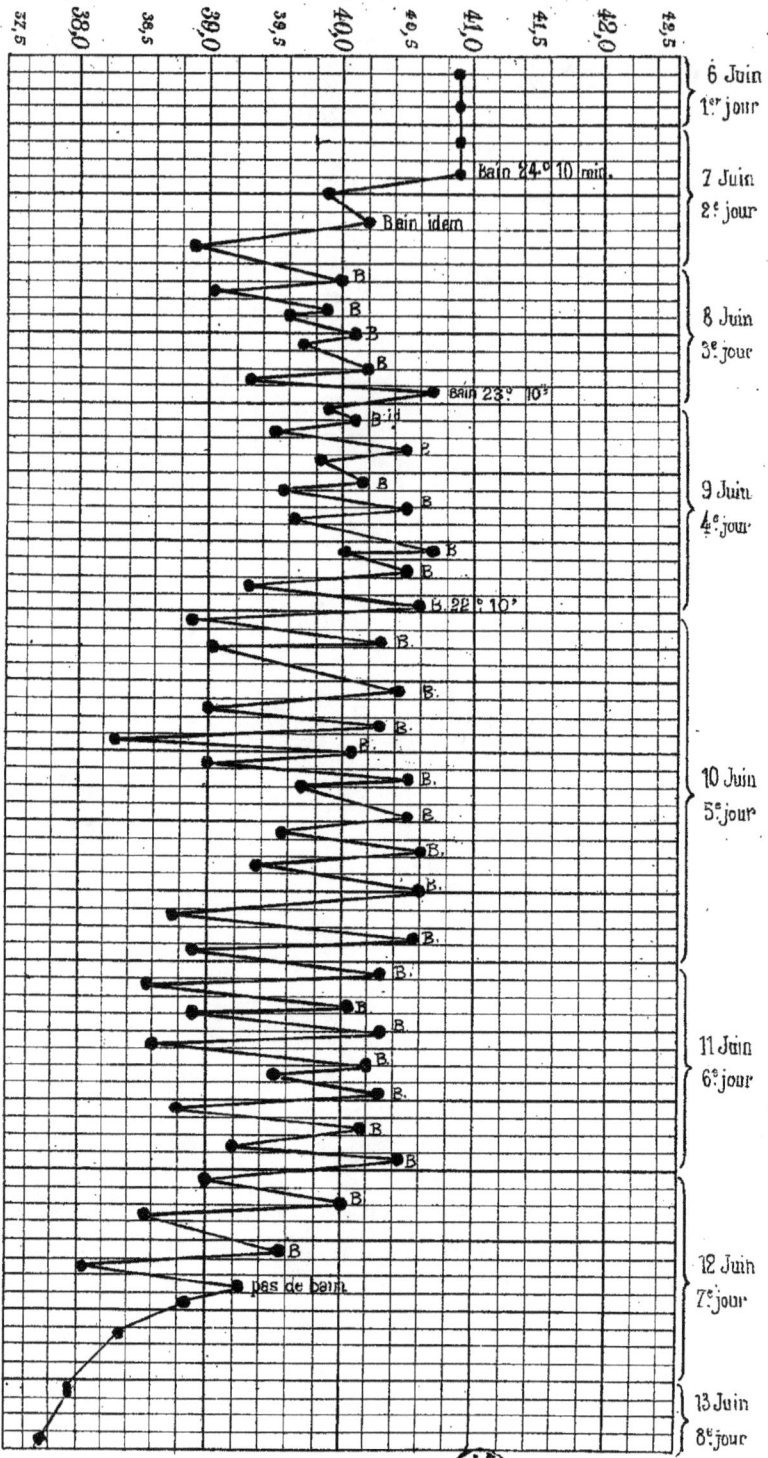

Observation 3

Temperature scale (top): 37,5 38,0 38,5 39,0 39,5 40,0 40,5 41,0 41,5 42,0 42,5

8 22° 15'

21 8ᵇʳᵉ
5ᵉ jour

22 8ᵇʳᵉ
6ᵉ jour

23 8ᵇʳᵉ
7ᵉ jour

24 8ᵇʳᵉ
8ᵉ jour

pas de bain

25 8ᵇʳᵉ
9ᵉ jour

dernier bain

affusions

26 8ᵇʳᵉ
10ᵉ jour

Observation 5

www.ingramcontent.com/pod-product-compliance
Lightning Source LLC
Chambersburg PA
CBHW071431200326
41520CB00014B/3657